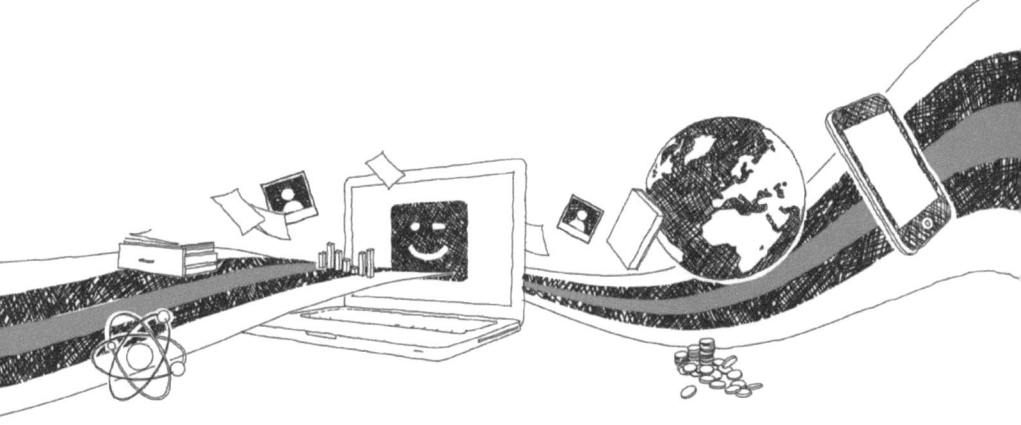
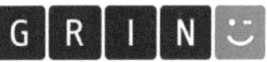

Rene Bormann

Mobilisation und Mobilität langzeitbeatmeter Patienten im ambulanten Versorgungsbereich

Einstieg zur Versogung von Menschen mit Beatmung mit Checkliste für Ausflugsvor- und -nachbereitung

GRIN Verlag

Bibliografische Information der Deutschen Nationalbibliothek:

Die Deutsche Bibliothek verzeichnet diese Publikation in der Deutschen National-
bibliografie; detaillierte bibliografische Daten sind im Internet über http://dnb.d-
nb.de/ abrufbar.

Impressum:

Copyright © 2013 GRIN Verlag, Open Publishing GmbH
Druck und Bindung: Books on Demand GmbH, Norderstedt Germany
ISBN: 978-3-656-45889-0

Dieses Buch bei GRIN:

http://www.grin.com/de/e-book/229611/mobilisation-und-mobilitaet-langzeitbeat-
meter-patienten-im-ambulanten-versorgungsbereich

GRIN - Your knowledge has value

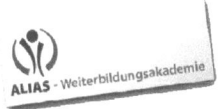

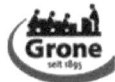

Alias Weiterbildungsakademie
der Grone - Bildungszentren Mecklenburg-Vorpommern GmbH

Fachweiterbildung
„Pflegeexperte für außerklinische Beatmung"

Hausarbeit zum Themenkomplex

„Mobilisation und Mobilität langzeitbeatmeter Patienten im ambulanten Versorgungsbereich"
01.10.2012 – 09.04.2013

Lehrbeauftragte

Antje Ewert
Respiratory Therapist
provita arndt GmbH

Verfasser

René Bormann

Abgabedatum
17.05.2013

Vorwort

Für mich war die Mobilisation schon immer ein interessanter Bestandteil der täglichen Pflege. Im Verlauf der Schulung zum „Pflegeexperte für außerklinische Beatmung" fand das Thema ebenfalls mehrfach Erwähnung. Durch die Ausführungen der Referenten wurde mir bewusst, wie wichtig die Mobilität des Patienten für den Pflegebereich im Allgemeinen ist. Die Verknüpfungen mit eigenen persönlichen Erfahrungen haben dann zur Wahl dieses Themas geführt.

Ich konnte während meiner Arbeit schon einige Male beobachten, wie sich durch Übungen und Hilfestellungen sowohl das Wohlbefinden, als auch das Selbstwertgefühl der Patienten steigerte. Die Patienten freuten sich und entwickelten gesunden Stolz bezüglich ihrer eigenen Erfolge und Leistungen. Diese gewonnene Lebensqualität übertrug sich auch oft auf die Angehörigen, die die erreichten Fortschritte mit Anerkennung und neuem Vertrauen erwiderten.

Doch auch die prophylaktische Wirkung der Mobilisation ist in dem Zusammenhang wichtig. So sind Folgeerkrankungen, wie Thrombosen und Dekubiti, vermeidbar und auch Notfälle durch Stürze oder Atemversagen lassen sich durch gezielte Übungen zur Stärkung der Muskulatur vermindern.

Bei der Themenwahl war für mich vor allem die aktive Auseinandersetzung mit dem Thema bestimmend. Bisher konnte ich auch ohne die aktive Auseinandersetzung mit der Mobilisation gute Ergebnisse erzielen. Von der Bearbeitung der Aufgabenstellung erhoffe ich mir ein besseres Verständnis für die Bedeutung und das Potenzial der Mobilisierung. Für mich ist es zudem wichtig, die gewonnenen Erkenntnisse gezielt in meine weitere Arbeit einfließen zu lassen, um dadurch die positiven Effekte für den Patienten gezielt maximieren zu können.

Auch die Bedeutung der Mobilisation für Patienten und Angehörige wird einen wichtigen Abschnitt in der Arbeit einnehmen.

Die Erkenntnisse der Arbeit sollen jedoch nicht nur mir allein zugutekommen, sondern auch Leser zum Denken und Nachfragen anregen. Die Arbeit richtet sich an alle interessierten Personen.

05.03.2013, René Bormann

Inhalt

Einleitung

Einführung

Von vielen Menschen wird die Mobilität übersehen oder einfach als selbstverständlich angenommen. Doch ist sie in vielen Bereichen unseres Lebens existenziell, wie der Ortswahl, dem Arbeitsleben oder dem sozialen Umfeld. Sie ist für jede Situationsänderung unseres Lebens verantwortlich und erstreckt sich über alle Lebensbereiche.

Den meisten wird die eigene Mobilität erst bewusst, wenn sie sie verlieren, oder auf „weniger" mobile Personen treffen. Doch wird nicht die eigene Mobilität geschätzt, sondern der Mangel in den Vordergrund gerückt. Viele reagieren darauf mit Ignoranz, übertriebenem Mitleid, Aggressivität oder Spot und Hohn. Dabei ist zum Beispiel ein Rollstuhlfahrer örtlich mobiler als viele Rentner, die auf Gehhilfen angewiesen sind, und ein extrovertierter Querschnittspatient sozial mobiler als ein introvertierter gesunder Mensch. Mobilität ist ein sehr breites Feld, das sich nicht verallgemeinern lässt.

Sie ist jedoch auch kein absolutes Gut. Mobilität kann sich verschlechtern, oder man kann daran arbeiten, sie zu erhalten und zu steigern. So haben Sport und Physiotherapien einen positiven Einfluss auf unser Allgemeinbefinden und unsere Flexibilität. Und auch kleinere Übungen, wie Krankengymnastik, können ähnliche Effekte hervorrufen.

Diese Beispiele zeigen, dass Mobilisierung zum Erhalt der Mobilität in unserer technisierten Welt immer weiter an Bedeutung gewinnt.

Zielsetzung

Ziel der Arbeit ist es, die Bedeutung der Mobilität und der Mobilisierung zu erörtern. Es sollen Möglichkeiten aufgezeigt werden, was durch Mobilisation erreicht werden kann. Aber auch die Risiken bei zu starker oder falscher Anwendung und bei Vermeidung der Mobilisierung sollen Beachtung finden.

Im Rahmen dieser Arbeit wird gezielt auf Bedürfnisse, Möglichkeiten und Risiken im Bereich der häuslichen Beatmung eingegangen. So soll für Pfleger und Angehörige mit Patienten in diesem Umfeld eine Grundlage geschaffen werden, wie man den Patienten gezielt unterstützen kann, um die Lebensqualität und das Selbstbewusstsein zu steigern und ein Stück Selbstständigkeit zurück zu geben.

Zudem sollen das Nachdenken über und das Verständnis für die Situation der Betroffenen erhöht werden. Denn ein Pflegebedürftiger ist nicht kategorisch unselbstständig und hilflos. Ein gesundes Maß an Wertschätzung, Unterstützung und Selbstverantwortlichkeit ist daher ein wichtiger Schritt zum respektvollen Umgang mit Betroffenen.

Vorgehensweise

Zu Beginn werden Mobilität und Mobilisierung allgemein beleuchtet. Ihre Bedeutung, ihre Möglichkeiten und ihre Notwendigkeiten für die Allgemeinheit werden in einem Überblick dargestellt.

Im zweiten Kapitel folgt ein Überblick über Ursachen und Herausforderungen bei Krankheitsbildern der ambulanten Beatmung von Intensivpatienten.

Im darauf folgenden Teil wird der Zusammenhang der beiden vorangegangenen Kapitel untersucht. Was kann und soll erreicht werden? Welche Voraussetzungen sind gegeben? Was ist möglich? Was ist besonders zu beachten?

Im Schlussteil werden die gewonnenen Erkenntnisse zusammengefasst und ausgewertet.

Mobilität und Mobilisation

Mobilität

Mobilität ist noch ein recht junger Begriff, der erst nach 1885 nachweisbar ist, wie Ryun Choi in der Nachforschung zu ihrer Dissertation feststellt. In Wörterbuch der Gebrüder Grimm tauchte er 1885 nicht auf. Nach einer eingeschobenen Definition, die sie als unvollständig wertet, nimmt Sie das Wort im 2. Kapitel folgender maßen auseinander. „Betrachtet man das (zusammengesetzte) Wort „Mobilität" sprachanalytisch, beinhaltet es zwei Aspekte: *Fähigkeit zur Bewegung* und *Bewegung an sich.*" [IRC130413]. Damit sind trotz der undeutlichen Definition des Wortes alle wichtigen Aspekte erwähnt.

Im Fachbuch Pflege Heute wird Mobilität im medizinischen Sinn wie folgt definiert: *„**Mobilität**: Fähigkeit, sich in seiner Umgebung frei zu bewegen und die Aktivitäten des täglichen Lebens (nahezu) unabhängig auszuführen."* [PH00S492]

Der Gegensatz dazu, die Immobilität, definiert sich: *„**Immobilität**: Unfähigkeit, sich frei zu bewegen."* [PH00S492] und es werden gleich darauf die drei folgenden Ursachenschwerpunkte für Immobilität genannt.

Als Erster die körperlichen oder physischen Ursachen, darunter Arthrose, Osteoporose, Frakturen, Durchblutungsstörungen, Medikamenteneinflüsse, sensorische Einschränkungen, z.B. Linsentrübung oder Grauer Star, sowie Herz- und Lungenerkrankungen.

Im Anschluss werden psychische Ursachen genannt, wie Unsicherheit, Angst, Depression, Bequemlichkeit und Entmündigung von der Familie durch übertriebene Sorge.

Als letzter Ursachenschwerpunkt werden Hindernisse der Umgebung genannt, wie Stufen, hohe Kosten, oder Verschlüsse von Kleidungsstücken, die der Betroffene nicht ohne fremde Hilfe überwinden kann.

Durch diese Definition wird sehr deutlich, dass Mobilität ein Zusammenspiel vieler Faktoren darstellt, die von jedem subjektiv anders wahrgenommen werden kann. Daraus wird auch verständlich, weshalb sich anerkannt eingeschränkte Menschen subjektiv mobiler fühlen können, als ein gesunder Mensch, der beispielsweise seinen Führerschein verloren hat. Die Bewertung der Einschränkung ist anhängig von den Bedürfnissen und Ansichten des Betroffenen.

Mobilisation

Die Mobilisation bezeichnet alle Maßnahmen zum Erhalt und zur Bereitstellung der Mobilität. Da sie durch die Einbindung der Mobilität sehr stark an das Empfinden des Einzelnen gebunden ist, liegt es auch hier an der Betrachtungsweise des Betroffenen, als wie erfolgreich eine Maßnahme bewertet wird. Sie bildet den Grundbaustein für ein selbstbestimmtes und freies Leben.

Besonders aus medizinischer Sicht spielt Mobilisation eine sehr wichtige Rolle. Mit Hilfe frühzeitiger Mobilisation wird Erkrankungen, wie Thrombosen und Dekubiti, entgegengewirkt, das Krankheitsgefühl gesenkt, der Appetit angeregt und gesunder Schlaf gefördert. Eine Aktivierung der Fähigkeit zur Selbstpflege kann durch ein ausreichendes Maß an Mobilisation erreicht werden, was den zeitlichen Pflegeaufwand wiederum senkt. Auch deshalb sollte die Zeit für die Mobilisation immer mit eingeplant werden.

Im Rahmen der Mobilisation gibt es nach „Pflege Heute" neun Grundsätze für eine gute Mobilisation zu beachten [PH00S173].

1. **Bewegung planen**: Wohin soll der Patient und welche Hilfestellung wird benötigt
2. **Informationen geben**: Notwendigkeit und Ablauf für gute Kooperation erklären
3. **Eindeutige Bewegungsimpulse**: Verbal anweisen und deutlich führend unterstützen

4. **Ressourcen ausschöpfen**: Nur so viel Hilfestellung wie unbedingt nötig geben
5. **Zeit sparen**: durch langfristig gewonnene Selbstständigkeit der Patienten
6. **Rückenschonend arbeiten**: geeignete Arbeitshöhen schaffen
7. **Gezielt vorbereiten**: Allgemeinzustand prüfen und Hindernisse verringern
8. **Für Sicherheit sorgen**: Verletzungsgefahren, wie Schmuck, beseitigen, für festen Halt sorgen und mobile Hilfsmittel mit Bremse sichern
9. **Schwung hohlen**: Gewicht der Gliedmaßen für die Bewegung mitnutzen

Die Abbildung 1 aus Anhang A zeigt sehr deutlich, wie sich der pflegerische Aufwand mit der Zeit abhängig von den Mobilisierungsanstrengungen der Pfleger entwickeln kann. Im Rahmen der Mobilisierung gibt es die Möglichkeit Bewegungsübungen in die tägliche Pflege einzubauen. Sie dienen der Unterstützung physiotherapeutischen Maßnahmen, verringern den Muskelabbau des Stütz- und Bewegungsapparates und verringern sekundär Probleme, wie Kontrakturen und geistigen Abbau. Auch hier sind die ersten beiden Grundsätze neben den anderen von großer Bedeutung, da eine realistische Einschätzung der Leistungsfähigkeit von Nöten ist und der Patient über jeden Schritt informiert werden muss, der an ihm oder mit ihm durchgeführt werden soll.

Zur Unterstützung ist es auch wichtig zu beachten, an welchen Körperstellen man die unterstützenden Handlungen anwendet. So werden bei Frau Mittermayer Massen und Zwischenräume unterschieden [PB10S255]. Als Massen werden der Kopf, der Brustkorb, das Becken und die vier Extremitäten bezeichnet, da sie weniger beweglich sind und sich in der Unterstützung als Griffpunkte eignen. Die Zwischenräume sind der Hals, die Taille, Schultergelenke und die Hüftgelenke. Sie eignen sich nicht zur Führung, da sie keinen festen Halt liefern und Bewegungen blockieren können.

Bei den Bewegungsübungen wird zwischen vier Formen unterschieden, die von den Ressourcen des Patienten abhängen.

Die erste Form sind die passiven Bewegungsübungen, die sich für nicht autark bewegungsfähige Körperregionen oder Patienten eignen, aber auch für erste Mobilisationen nach langer Ruhigstellung. Bei der passiven Bewegungsübung wird keine aktive Muskelspannung vom Patienten selbst erzeugt. Die Muskelarbeit erfolgt nur durch die Bewegung des Pflegenden als Primärbewegungen ohne zusätzliche Belastung. Sie dienen vor allem dem Erhalt der Bewegungsfähigkeit und der Anregung des Kreislaufs, der Atemmuskulatur und des Gehirns. Bei dieser Form ist es zudem wichtig, das nächstliegende Gelenk zu fixieren, um unkontrollierte und ungewünschte Bewegungen auszuschließen. Durch passives Streichen und Schütteln kann auch eine Entspannung der Muskeln unterstützt werden.

Die aktive Bewegungsübung ist die zweite Form. Dies sind autonome Bewegungsabläufe ohne Unterstützung von außen. Sie dienen neben der Aktivierung von Lunge, Herz und Gehirn und dem Erhalt des Bewegungsapparates gezielt dem Aufbau von Muskulatur, der Steigerung des venösen Rückstroms und einer besseren Gewebs- und Hautdurchblutung. Mögliche Übungen sind gezielte Bewegungen der Gliedmaßen, wie strecken, pendeln, beugen und heben, das Aufrichten aus dem Liegen, Atemübungen und selbstständige Lageveränderungen im Bett. Die Übungen können in zwei Gruppen unterteilt werden, die sich nach Muskelspannung und Muskellänge unterteilen. Isotone Übungen ändern die Länge des Muskels bei konstanter Anspannung und isometrische Übungen ändern die Anspannung des Muskels, während die Länge unverändert bleibt.

Die assistiven Bewegungsübungen bilden die Brücke zwischen den ersten beiden Bewegungsformen. Sie kombiniert die Bewegung durch die Pflegeperson mit der Eigenbemühung des Patienten bis hin zur eigenständigen aktiven Bewegung.

Die vierte und letzte Form sind die resistiven Bewegungsübungen, die der Verbesserung der Muskelspannung und Kräftigung dienen. Bei dieser Übungsform wird mit isometrischen

Übungen gegen einen gedachten oder aktiven Widerstand gearbeitet. Sie belasten das Herz-Kreislauf-System nur geringfügig, eignen sich jedoch nicht für Personen mit Schlaganfall, Multipler Sklerose oder ähnlichen Krankheitsbildern mit Spastizitätsneigungen.
Um geeignete Mobilisationsstrategien für beatmete Patienten aufzuzeigen, werden im folgenden Abschnitt die Grundlagen der Krankheitsbilder aufgearbeitet.

Heimbeatmung und Indikationen

Die Heimbeatmung ist eine außerklinische Beatmungstherapie im heimischen Umfeld des Patienten, die durch eine respiratorische Insuffizienz nötig wird. Diese kann invasiv über eine Tracheostomie, auch Luftröhrenschnitt genannt, erfolgen, oder nichtinvasiv über Beatmungsmasken, z.B. die Gesichts-Maske oder Nase-Mund-Maske.
Aus den Schulungsunterlagen von Frau Ewert geht eine Unterteilung der respiratorischen Insuffizienz hervor in Versagen des pulmonalen Gasaustausches (Parenchymversagen) oder in eine Schwächung der Atempumpe [PP13F6]. Die Ursache der Atempumpschwäche kann in einem der vier Abschnitte des Systems liegen, dem Atemzentrum des Gehirns, den Nervenbahnen, der Atemmuskulatur, oder dem Brustkorb. Der Ursache können unterschiedliche Krankheitsbilder zugrunde liegen, die sich wie folgt aufteilen.

1. Neuromuskuläre Erkrankungen z.b. Amyotrophe Lateralsklerose (ALS) bei der das periphere und Zentrale Nervensystem betroffen ist. Motorische Unterbrechung der Weiterleitung von Nervenenden.
2. Neurologische Erkrankungen z.b. Querschnittslähmung durch Rückenmarksverletzung.
3. Thoraxwand-Deformität z.b. Skoliose, seitliche Verkrümmung und Drehung der Wirbelsäule.
4. Lungenerkrankungen z.b. COPD, chronische entzündliche Prozesse der Lunge mit einhergehender Verengung der Bronchien
5. Minderbelüftung der Lunge durch extremes Übergewicht [PP13F11].

Betroffene mit diesen Krankheitsbildern berichten von Atemnot, Schlafstörungen, Konzentrationsstörungen, Kopfschmerzen zum Morgen und Müdigkeit über den Tag hinweg. Dies begründet sich durch den Anstieg der Kohlendioxidkonzentration im Blut, anfänglich nur über Nacht bis hin zu gesteigerten Werten über den gesamten Tagesverlauf. Zur Verbesserung der Lebensqualität, der Verlängerung des Lebens und zur Abwendung von Verschlechterungen werden bei diesen Gegebenheiten Beatmungen eingesetzt. Für eine genaue Abklärung sind die Beobachtung des Blutsauerstoffs und gegebenenfalls die Untersuchung im Schlaflabor notwendig.
Die beiden Erkrankungen, COPD und ALS, werden in den folgenden Abschnitten genauer nach Behandlungsbedarf für Mobilisationen untersucht.

Chronisch obstruktive Lungenerkrankung (COPD)

Die Abkürzung COPD kommt aus dem Englischen und steht für **C**hronic **O**bstructiv **P**ulmonary **D**isease [IMD310313]. Dabei handelt es sich um dauerhaft entzündliche Atemwegserkrankungen mit verengten Atemwegen. Unter COPD werden mehrere Krankheiten zusammengefasst. Während „Pflege Heute" die chronische Bronchitis, Lungenemphyseme und Asthma bronchiale darunter zusammenfasst [PH00S649], erweitert Larsen die Aufstellung noch um die Bronchiektasen [AI99S1054].

Die COPD tritt oft ab dem 50. Lebensjahr auf und betrifft etwa 5% bis 7% der Bevölkerung. Die Quellen widersprechen sich in der Geschlechterverteilung. Während Larsen behauptet: „Männer sind wesentlich häufiger betroffen als Frauen." [AI99S1055], heißt es auf der Webseite der MDGP „Früher erkrankten vorwiegend Männer. Aufgrund des geänderten Rauchverhaltens erkranken jetzt nahezu ebenso viele Frauen.".[IMD310313] Da die häufigste Ursache für eine COPD das Rauchen mit rund 80% ist, wirkt die zweite Darstellung realistischer.

Als zweithäufigste Ursache wird berufliche Staubexposition genannt. Darunter ist die regelmäßige Inhalation verschiedener, zum Teil schadstoffbelasteter Staubmischungen aus der industriellen Produktion zu verstehen. Eine der bekanntesten Formen ist die Asbestose, die durch die Bearbeitung von asbesthaltigen Stoffen ohne ausreichenden Atemschutz entsteht. Die dritte Ursache sind verschiedenste Umweltschadstoffe. Dazu zählen Allergene, wie Pollen und Tierhaare, aber auch Hausstaub und Schimmelbildungen in Wohnräumen. Die deutlichsten Symptome sind Hustenanfälle mit schleimigem oder festem Auswurf und Luftknappheit, die sich bei körperlicher Belastung zu Beginn oder dauerhaft in fortgeschrittenen Stadien bemerkbar machen. Dabei kann es durch Überblähung der Lungenbläschen auch zu einem Lungenemphysem kommen, wenn die Bläschen dabei irreparabel in Mitleidenschaft gezogen werden. Die Ursachen für die Symptomatik sind Schwellung der bronchialen Schleimhäute mit vermehrter Schleimproduktion und Muskelkrämpfe in der Bronchialmuskulatur. Dadurch tritt eine deutliche Verringerung der Gasaustauschfläche der Lunge und Gaszufuhr der Atemwege ein, was zu einer kritischen Minderversorgung mit O2 führt. Die erhöhte CO2-Konzentration kann zum Bewusstseinsverlust führen. Bei der Andeutung oder dem Eintreffen dieser Symptome ist eine Beatmung des Patienten unumgänglich, denn die Atemwegsverengung lässt sich nicht umkehren und führt zu einer schnelleren Alterung der Lunge im Vergleich auf den gesamten Körper.

Für die verringerte Belastbarkeit durch die Luftknappheit ist Schonung keine Lösung, da diese zu einem verstärkten Muskelabbau führt, der sich auch auf das Herzkreislaufsystem niederschlägt, und einer rapide sinkenden Ausdauer. Doch neben Abbau der Muskelmasse kommt es auch zu Veränderungen in der Knochendichte, sowie Angstzustände und Depressionen durch gesenkte Hormonbildung bei mehr als der Hälfte aller Betroffenen.

Amyotrophe Lateralsklerose (ALS)

ALS wurde erstmals 1869 von dem französischen Neurologen Jean-Martin Charcot diagnostiziert und beschrieben. Bis auf eine seltene erbliche Erkrankung sind die Ursachen der Krankheit noch unbekannt. ALS kann bereits ab dem 20. Lebensjahr festgestellt werden, aber der Anteil der festgestellten Erkrankung vor dem 40. Lebensjahr liegt bei 10 Prozent. Das durchschnittliche Alter der Erkrankungsdiagnose liegt bei 57 Jahren. Dabei sind von fünf Betroffenen drei männlich. Der Verlauf von ALS, der kontinuierlich voranschreitet, variiert bei jedem Patienten in Hinsicht auf betroffene Regionen und Tempo. Die Krankheit ist nicht übertragbar und trotz intensiver Forschungsbemühungen auch nicht heilbar. Nach einer Diagnose der Erkrankung liegt die durchschnittliche Lebenserwartung zwischen 3 und 5 Jahren.

ALS selbst ist eine chronische Erkrankung der motorischen Nerven des zentralen und peripheren Nervensystems, bei der die Nervenzellen dauerhaft geschädigt oder zerstört werden. Dieser Vorgang tritt bereits Jahre vor den ersten Anzeichen ein. Erst wenn mindestens die Hälfte der Nerven geschädigt sind, können die Ausfallerscheinungen nicht mehr kompensiert werden und es werden die ersten Symptome deutlich. Da durch fehlende Reizübertragung die Muskeln nicht mehr angeregt werden, kommt es zu Atrophie (Muskelschwund), Paresen (Lähmungen), Schwächeerscheinungen und Spastiken

(Versteifung). Die Diagnose der Krankheit sollte nur durch klinische Untersuchungen eines Neurologen erfolgen, der im Ausschlussverfahren die Diagnose ermitteln und ähnliche Krankheitsbilder ausschließen kann.
Im Anfangsstadium gibt es drei Startbereiche, von denen sich die Krankheit ausbreitet und verschiedene Erscheinungsformen aufweist. Bei der Erkrankung des 1. Motoneurons, der motorischen Nervenzellen, die die Verbindung zwischen Gehirn und Rückenmark darstellen, sind die deutlichsten Symptome Spastiken, gesteigerte Reflexe und ein deutlich erhöhter Muskeltonus. Bei Beginn im 2. Motoneuron, den Nervenbahnen des Rückenmarks, zeigen sich Muskelschwächen, Faszikulationen (Muskelzuckungen), Paresen, Spastiken und Atrophien als Erstes. Es ist auch ein Beginn im bulbären System möglich, der zu einer Beeinträchtigung der Motoneuronen im Hirnstamm führt und sich durch vermehrten Speichelfluss mit Schluck- und Sprechstörungen, Muskelschwund an den Zungenrändern und Zuckungen in der Zungenmuskulatur zeigt. Im Verlauf der Erkrankung ergänzen sich die Symptome, da der kontinuierlich voranschreitende Abbau das gesamte motorische Nervensystem befällt. Sobald die Muskulatur der Atempumpe betroffen ist, wird auch eine unterstützende Beatmung zum Erhalt der Lebensfunktionen notwendig.

Mobilisierungspotenziale bei Beatmung

Die Notwendigkeit der Beatmung stellt jedoch nicht zwangsläufig eine vollständige Immobilisierung des Betroffenen dar. Viele Betroffene können mithilfe der Beatmung, einer angepassten Assistenz durch Angehörige und Pfleger weiterhin ein selbstbestimmtes Leben führen. Der technische und medizinische Stand, so wie mobile Unterstützungsgeräte, lassen auch das soziale und kulturelle Leben zu, wenn die Mobilisierung individuell an die Potenziale und Bedürfnisse abgepasst ist.

Physische Mobilisation

Für die körperliche Mobilisation beatmeter Patienten gibt es kein einheitliches Patentrezept, da die Bandbreite der Ursachen, der Bedürfnisse, des Allgemeinzustandes und der Potenziale der Patienten sehr groß ist. Der wichtigste Grundsatz ist, Potenziale fordern und Unterstützung ermöglichen.
Im Bereich der ALS haben sich unter anderem isometrische resistive Bewegungsübungen bewährt, wenn eine ausreichende Restbeweglichkeit vorhanden ist, um die Muskulatur und ihre Durchblutung anzuregen. Im weiteren Verlauf sind je nach vorhandenem Potenzial die Übungen rückschreitend von aktiven über assistive zu passiven Bewegungsübungen. Dabei kann über verbale Bestätigung verstecktes Potenzial aktiviert werden.
Eine gezielte Planung der geeigneten Bewegungstherapie ist jedoch neben dem genauen Krankheitsbild auch immer von den vorhandenen Fähigkeiten des Patienten abhängig. Deshalb ist im Idealfall auch immer ein Physiotherapeut mit anwesend, der bei der Ermittlung der möglichen Potenziale beratend zur Seite steht und bei der Aufstellung eines Plans für geeignete Bewegungsübungen mithilft.
Dazu kommen gezielte Atemübungen zum Blähen der Lunge. Sie sollen die Lunge geschmeidig halten, die Muskulatur der Atempumpe stärken und im Notfall eine geübte Hilfestellung sein. Eine Übung ist zum Beispiel das Airstacking, bei der nach einem starken Einatemzug bis zur vollständigen Füllung der Lunge nach einer kurzen Pause erneut eingeatmet wird, um das Lungen Volumen zu erhöhen. Eine Zweite ist das Luftballonaufblasen, das durch die erhöhte Belastung der Atemmuskulatur jedoch nur in früheren Stadien zu empfehlen ist.

Ein zweiter wichtiger Übungsabschnitt sind Hustenübungen zum Abhusten von Sekret aus den Atemwegen. Hierbei ist je nach Menge, Festigkeit und Ablagerungsort eine geeignete Übung zu wählen. In diesem Bereich ist auch ein gutes Sekretmanagement wichtig, damit das Abhusten erleichtert wird. Es gibt verschiedene Unterstützungsformen. Zum einen gibt es das eigenständige Husten, zudem die Unterstützung des Auswurfes durch einen Bauchgurt, ansonsten mit Hilfestellung einer Pflegeperson für den unterstützten Hustenstoß oder das Heimlich-Manöver und die Cough-Assist, die durch maschinelle Unterstützung erfolgt. Durch eine geeignete Lagerung kann die Atmung zusätzlich unterstützt werden. Eine erhöhte Lagerung des Oberkörpers mit unterlagerten Armen senkt die Belastung der Atemmuskulatur und führt zu einer Entspannung der Atempumpe. Die Dreh-Dehn-Lagerung hat neben dem entspannenden Effekt durch die Armlagerung über dem Kopf eine Dehnung der der Brustwirbelsäule und eine Mobilisation der Schulter zur Folge, was Gelenkssteife und Sehnenverkürzungen entgegenwirkt. Die Ansicht der Dreh-Dehn-Lagerung mit Kurzbeschreibung ist in der Anhang A Abbildung 2 zu sehen.

Diese Mobilisierungsmaßnahmen sollten für alle Erkrankungen mit Beatmungshintergrund regelmäßig ambulant durchgeführt werden, um eine bestmögliche Stabilisierung der Fähigkeiten der Betroffenen zu erhalten. Dabei ist auch eine enge Zusammenarbeit mit Physiotherapeuten, Ergotherapeuten und Logopäden nötig, um diese Stabilität langfristig sicherzustellen. Es sind auch regelmäßige Rehabilitierungen möglich, um die latenten Fähigkeiten zu verbessern, wenn sie bei den zuständigen Kostenträgern fundiert vorgetragen werden.

Soziale Mobilisierung

Ein Großteil der Patienten, die auf Beatmungshilfen angewiesen sind, ist eine depressive Grundhaltung zu beobachten. Neben möglichen hormonellen Ursachen liegt auch oft eine schlechte Verarbeitung der Krankheit bei Patienten und Angehörigen zugrunde. Die Angst vor der sozialen Isolation, den Verlust der Arbeit oder der Unterbringung in einem Heim stellt einen Teil dieses Zustandes dar. Ein weiterer Aspekt sind Schuldgefühle und ein schlechtes Gewissen aufgrund der Selbstwahrnehmung als Belastung für Familie und Angehörige. Dies resultiert in einem vollständigen Verzicht auf die eigenen Bedürfnisse und Wünsche. Ein selbst erzeugtes Exil entsteht, das durch Entmündigungen und Übervorsorge der Angehörigen verstärkt werden kann, wenn auch diese mit der Situation überfordert sind.

Dr. Schröter weist in seinen Ausführungen [IRK300413] darauf hin, dass eine Möglichkeit diesen Kreislauf der stetigen Isolation und Motivationslosigkeit zu durchbrechen, die psychologische Betreuung von Patienten und Angehörigen durch Therapeuten oder Selbsthilfegruppen ist, wie die Deutsche Gesellschaft für Muskelkranke, die sich sehr für die Belange und Unterstützungsmöglichkeiten von Menschen mit Muskelerkrankungen widmet. Hierbei können Strategien erarbeitet werden, die Krankheit anzunehmen und mit ihr zu leben, statt sie als einen aussichtslosen Kampf zu begreifen und vorhandene Potenziale zu nutzen und auszubauen. Denn eine aktive und selbstbewusste Integration des Patienten in das soziale Umfeld fördert die Freude an der gemeinsamen Zeit, erleichtert das Zusammenleben und erzeugt Motivationsbereitschaft für eine aktive Mitarbeit zur Nutzung und Schaffung von Potenzialen im Rahmen der Mobilisierung und zum Erhalt eines selbstbestimmten Lebens. Das Zentrum für Selbstbestimmtes Leben Erlangen [ISL050513] ruft zudem zu einem Umdenken im Hinblick bezüglich der Beatmung auf. Sie wünschen sich, dass Beatmungshilfen nicht als Einschränkung sondern als Bereicherung wahrgenommen werden. Durch mobile Beatmungsgeräte, die sich mit Rucksack oder Rollstuhl transportieren lassen, wird die Teilhabe am Leben außerhalb der eigenen Wohnung möglich, wie beispielsweise

Kino- oder Theaterbesuche. Sie rufen auch zu einer Assistenz der Pflegedienste auf, um ein selbstständiges Leben außerhalb von Pflegeheim und Intensivstation zu führen, das nicht zulasten der Angehörigen erfolgt.

Weaning

Das Weaning bezeichnet den Prozess der Entwöhnung vom Beatmungsgerät und den Übergang zur selbstständigen Atmung. Der Begriff selbst ist vom englischen Wort „wean" abgeleitet, dass übersetzt, entwöhnen bedeutet. Es stellt in der Mobilisation von Beatmeten den größten Erfolg dar. Durch das Entfernen des Beatmungsgerätes wird eine Barriere der Mobilität entfernt und ein neues Lebensgefühl ermöglicht.

Das Weaning von Langzeitbeatmungen bedarf einer genauen Überwachung und wird deshalb oft in speziellen Weaning- Abteilungen auf der Intensivstation durchgeführt. Dabei können über 50% der Betroffenen von der Beatmungsunterstützung gelöst werden, sodass keine oder nur eine nächtliche Beatmung nötig ist. Nur bei etwa einem Achtel der Patienten ist in der aktuellen Situation des Patienten ein stabiles Weaning nicht erreichbar.

Der zu erwartende Erfolg des Weaning wird anhand der Atemfrequenz und des Atemvolumens bei einem Spontanatemversuch ermittelt. Mit den gewonnenen Werten wird auch die Entwöhnung in die Therapie mit eingeplant. Dabei wird vor allem auf die Stärkung der Atemmuskulatur besonderer Wert gelegt. In der Therapie wird deshalb auf gezielte Entlastung, überanstrengter Beatmungsmuskulatur geachtet, wie durch sportliche Übungen zur Verbesserung der Haltung, oder individuell geplante Beatmungspausen. Aber auch die Phasen der eigenständigen Atmung werden stetig verlängert, um die gewünschten Entwöhnungsziele zu erreichen. Dabei ist auch die genaue Abstimmung aller Therapiebeteiligten, wie den Ärzten, Pflegern, Logopäden und Physiotherapeuten, von großer Bedeutung. [IMD150413]

Eigene Erfahrungen

Eine Patientin, die ich über mehrere Jahre begleitet habe, wünschte sich trotz Ihrer Erkrankung, ihre Töchter und Ihre Schwester zu besuchen, die entfernt von Ihr wohnten. Aber auch Tagesausflüge, wie den Vogelpark Marlow, das Freilicht Museum Klockenhagen und Karls Erlebnishof standen auf Ihrer Wunschliste.

Anfangs war der Transport die größte Einschränkung dieser Wünsche, da der Pkw Ihres Ehemannes für die Ausflüge mit der nötigen Ausrüstung nicht zweckmäßig war. Über eine gezielte Beratung der mindest Anforderungen und die Mitwirkung des Gatten wurde ein geeignetes Fahrzeug von der Familie erworben, womit die deutlichste Barriere ihrer Umwelt beseitigt wurde und Ausflüge möglich waren.

Nach Anschaffung des Wagens konnten die verbleibenden Anforderungen über die Hausärztin und den medizinischen Versorger veranlasst werden. Darunter ein Rollstuhl, ein mobiles Absauggerät, Auffahrrampen für den Wagen. Nach Besorgung aller Geräte und Hilfsmittel wurde eine Checkliste als Hilfestellung erstellt. Die Checkliste beinhaltet neben wertvollen Tipps zur Vorbereitung und Durchführung des Transportes auch nötige Absprachen mit Begleitern und dem Patienten. Eine aktuelle Version der Checkliste ist im Anhang B mit beigefügt. So ist es zum Beispiel eine wichtige Vereinbarung mit dem Patienten, dass er Veränderungen des Allgemeinbefindens sofort mitteilt, damit zeitnah darauf reagiert werden kann. Im Vorfeld der Ausflüge wurden ebenfalls gezielte Übungen zur Kräftigung der Stützmuskulatur durchgeführt, um Gefahren durch Schwächeerscheinungen zu senken.

Während der Fahrt war schon eine deutliche Steigerung der Sekretmobilisierung zu beobachten. Es kam zu mehreren Rasten, um das überschüssige Sekret abzusaugen. Doch auch die restlichen Bewegungen wurden unbeschwerter und flüssiger. Die neue Unabhängigkeit und die Möglichkeit, die Umwelt erneut ungebunden Erleben zu können, stärkten auch das Selbstbewusstsein der Patientin und senkten die Überfürsorge des Ehemannes, der Sie sonst fast vollständig entmündigte.

Der wichtigste Wunsch der Patientin war jedoch die Bedeckung des Beatmungszuganges. Sie wollte die eingangs erwähnten mitleidigen oder spottenden Blicke nicht wegen ihrer zur Schaustellung der Erkrankung ernten. Deshalb wurde der Zugang stets durch sterile Binden und ein Halstuch bedeckt.

Im Zeitraum, in dem die Ausflüge möglich waren, war die Mitarbeit der Patientin sehr aktiv und der Pflegeaufwand war deutlich geringer als in der Zeit, in der die Ausflüge noch nicht möglich waren. Auch die Motivation bei den Übungen zur Kräftigung der Muskulatur war vor einem geplanten Ausflug deutlich besser und das gesamte Klima in der Familie verbesserte sich. Der Ehemann konnte seine Übervorsorge abbauen und die Patientin fühlte sich durch die neuen Anforderungen und Pflichten wieder mehr als selbstständige Person, die ebenfalls mit ihren Wünschen und Bedürfnissen berücksichtigt wurde.

Zusammenfassung

Wie in der Arbeit beschrieben, sind Mobilisation und Mobilität wichtige Bestandteile des täglichen Lebens. Sie haben durch Umfang und die persönliche Bewertung einen großen Einfluss auf den Tagesablauf, je nach Zeitaufwand und Möglichkeiten.
Eine besondere Herausforderung kommt hinzu, wenn eine selbstständige Atmung nicht mehr gegeben ist. Denn beatmete Patienten können je nach Krankheitsbild einigen Tätigkeiten nur noch teilweise oder sehr eingeschränkt bis gar nicht mehr nachkommen. Das Wichtigste in diesen Fällen ist die exakte Bestimmung der Einschränkungen und Potenziale. Nur eine gezielte Förderung der Potenziale mit Berücksichtigung und Aufhebung der Einschränkungen kann den Patienten stabilisieren und zu einer Verbesserung des Wohlbefindens und einer Verringerung des Pflegeaufwands führen.
Eine aktive Einbindung des Patienten führt außerdem zu einer deutlich erhöhten Selbstachtung und Selbstverantwortung. Vor allem durch die Berücksichtigung der Patientenwünsche und Planung realisierbare Ziele mit dem Patienten zusammen bilden die Basis für eine produktive Zusammenarbeit zur Verbesserung der Lebensqualität.
Das Thema ist so bedeutend, da eine erhöhte Schonung und Entmündigung zu einer verminderten Mitwirkung, der Verschlechterung des allgemeinen Zustandes und des Krankheitsbildes der Patienten führt und einen erhöhten Pflegebedarf, sowohl zeitlich als auch von Aufwand, erzeugt.

Schlussfolgerung

Das wichtigste Werkzeug in der Mobilisation ist die Motivation des Patienten zur aktiven Mitarbeit. Die wichtigsten Mittel, diese die Motivation zu erhalten sind Sicherheit, Verbindlichkeit, Mitspracherecht und erreichbare Ziele mit kleinen Erfolgsbelohnungen, wie Ausflügen, Besuchen und kleine Aufmerksamkeiten. Denn nur ein mitarbeitender Patient kann sich auch selbst als mobil wahrnehmen.
Mobilität ist eine Frage des Empfindens. Denn jeder entscheidet selbst, welche Grenzen er einfach als gegeben akzeptiert und gegen welche er anarbeitet, um sie zu überwinden und sich mobil zu fühlen. Dabei ist es auch wichtig, dem Patienten das Gefühl zu vermitteln, dass das Beatmungsgerät ein ebenso selbstverständliches Hilfsmittel ist, wie eine Brille oder ein Hörgerät, das eine Bereicherung und keine Einschränkung darstellt.

Literaturverzeichnis

Bücher

Zitate und Bezüge aus Quellen und Fachtexten von gedruckten Medien werden direkt im Text nach dem Muster angegeben: **[XY09S123]**
XY stellt die Buchkennung dar, die im Folgenden separat aufgeschlüsselt wird, gefolgt von den letzten beiden Stellen des Erscheinungsjahres.
S123 bezeichnet die Seitenzahl, auf der das gekennzeichnete Zitat oder der Textbezug beginnt.

[PH00]	Schäffler, Menche, Balzen, Kommerell; „Pflege Heute", Urban & Fischer, 2000
[PB10]	Claudia Mittermayer, „Die Pflege des beatmeten Menschen", 3.Auflage, BRIGITTE KUNZ VERLAG, 2010
[AI99]	Reinhard Larsen, „Anästhesie und Intensivmedizin", 5. Auflage, Springer, 1999

Schulungsmaterialien

Die Kennzeichnung erfolgt ähnlich den Büchern. Statt der Seitenkennzeichnung, erfolgt eine Kennzeichnung der Vorlesungsfolie mit der Kennzeichnung **F**

[PP13]	Antje Ewert, „Pathophysiologie Teil 2 – Respiratorische Insufizienz", 18.02.13

Webseiten

Zitate und Bezüge aus Quellen und Fachtexten von Onlinequellen werden direkt im Text nach dem Muster angegeben: **[IXYTTMMJJ]**
Das **I** wird als Kennzeichnung für Internetseiten zur Übersicht genutzt. **XY** ist die Kürzelkennung der Internetseite.
TTMMJJ bezieht sich auf das Datum des letzten Zugriffs oder das Erstellungsdatum, falls es vorhanden ist.

[IMD]	http://www.mdgp.de/wichtige-lungenerkrankungen/
[IRC]	Ryun Choi, http://www.diss.fu-berlin.de/diss/servlets/MCRFileNodeServlet/FUDISS_derivate_000000002155 „Umweltbewusstsein und der Wandel zur nachhaltigen Entwicklung unter Berücksichtigung der Mobilitätsproblematik", Dissertation Freie Universität Berlin, 19.02.2010
[IRK]	Dr. med. Carsten Schröter, http://www.reha-klinik.de/informationsforum/uebersicht-zu-muskelkrankheiten.html, Übersicht zu Muskelkrankheiten, Aus dem Behandlungsschwerpunkt Neuromuskuläre Erkrankungen der Neurologischen Abteilung der KLINIK HOHER MEISSNER, 28.04.13
[ISL]	Regina Spangle & Dinah Radtke http://www.forsea.de/projekte/20_jahre_assistenz/radtke.shtml, Selbstbestimmt Leben mit Beatmung, Zentrum für Selbstbestimmtes Leben, Erlangen

Anhang A

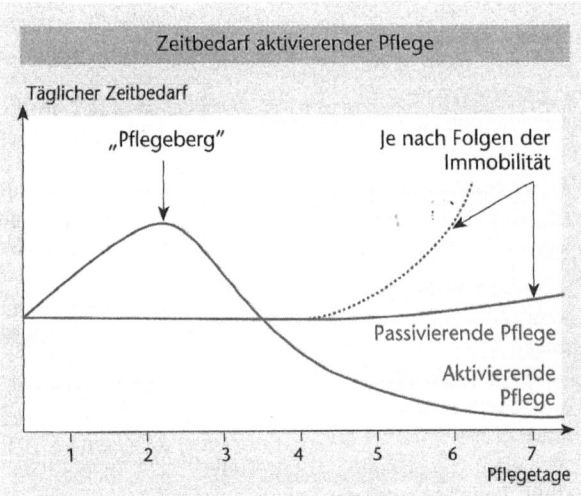

Abb. 7.110: Der Zeitbedarf aktivierender Pflege ist zunächst höher. Ist der Patient aber über dem „Pflegeberg", so wird langfristig mehr Zeit gespart als anfangs investiert wurde. Die einzige Alternative zu einer frühzeitigen Aktivierung und Mobilisation ist die zeitlebens anhaltende Pflegebedürftigkeit mit steigendem Pflegeaufwand, da die fehlende Bewegung zusätzliche Pflege erfordert, etwa Dekubitus-, Thrombose- und Pneumonieprophylaxe. Der Pflegebedarf kann sogar exponentiell anwachsen, wenn erst Folgen der Immobilität eingetreten sind. [M100]

Abbildung 1 Pflegeaufwandskurve [PH00S173]

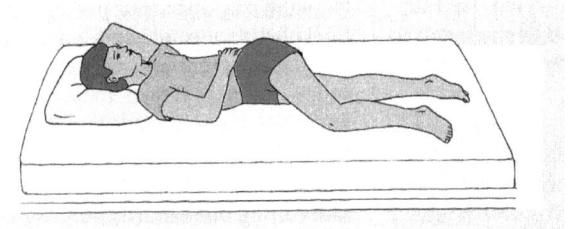

Abb. 7.18: Drehdehnlage: Der Patient liegt auf der Seite; der obere Arm befindet sich hinter dem Kopf, die Hand im Nacken. Ohne die Lage der Beine zu verändern, kippt er den Oberkörper vorsichtig so weit wie möglich nach hinten. [L215]

Abbildung 2 Dreh-Dehn-Lagerung [PH00S117]

Anhang B
Checkliste für einen klinisch stabilen, beatmeten Patienten

Materialien/Geräte

Nötig	Hinfahrt	Rückfahrt		Nötig	Hinfahrt	Rückfahrt	
☐	☐	☐	2 Beatmungsgeräte	☐	☐	☐	Notfallsett
☐	☐	☐	gefüllte Sauerstoffflaschen	☐	☐	☐	Notfallmedikation
☐	☐	☐	Cuff Druck- Messer	☐	☐	☐	Handy
☐	☐	☐	Mobiles Absauggerät	☐	☐	☐	Toilettenstuhl
☐	☐	☐	Absaugkatheter	☐	☐	☐	Inkontinenzmaterialien
☐	☐	☐	Ersatzkanüle	☐	☐	☐	
☐	☐	☐	Halteband für die Trachealkanüle	☐	☐	☐	
☐	☐	☐	Blutdruckgerät	☐	☐	☐	
☐	☐	☐	Pulsoxymeter	☐	☐	☐	
☐	☐	☐	Stromwandler für Zigarettenanzünder	☐	☐		
☐	☐	☐	Patientenakte mit Überleitungsbogen	☐	☐		
☐	☐	☐	Rollstuhl	☐	☐	☐	
☐	☐	☐	Abfahrrampen	☐	☐	☐	

Patienten vorbereiten

☐	Übungen zur Stabilisierung der Muskulatur	☐	Pneumonieprophylaxe
☐	Kontrolle der Vital u. Beatmungsparameter	☐	Thromboseprophylaxe
☐	Subjektives Befinden ermitteln	☐	Aspirationsprophylaxe
☐	Wettergerechte Kleidung mitführen	☐	Sturzprophylaxe
☐	Ab und Zulaufsysteme überprüfen und am Patienten sichern		

Mobilisation und Mobilität langzeitbeatmeter Patienten im ambulanten Versorgungsbereich

Vorbereitung:

☐ Akkus laden

☐ Funktion der Sauerstoffflaschen
mit Druckminderer

☐ Sauerstoffbedarf großzügig berechnen

☐ Dauermedikation

Absprachen im Vorfeld

☐ Wünsche des Patienten

☐ Informationspflicht bei Änderungen

☐ Riskioberatung

☐ Hausarzt informieren

☐ Teamleitung informieren

☐ Angehörige informieren

Nachsorge

☐ Kontrolle der Vitalparameter

☐ Dokumentation

☐ Akkus laden

☐ Reinigung sämtlicher Hilfsmittel